AF456494

UNE

ÉPIDÉMIE D'OREILLONS

à COMMENTRY (1892)

PAR LE

Docteur Paul FABRE (de Commentry)

Membre correspondant de l'Académie de Médecine
Médecin en chef de l'Hôpital de Commentry
Membre honoraire étranger de l'Académie Royale de Médecine de Belgique
Président de l'Association des Médecins de l'Allier
etc., etc.

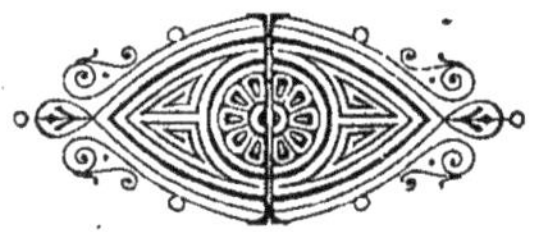

PARIS
G. STEINHEIL, EDITEUR
2, rue Casimir-Delavigne, 2

1903

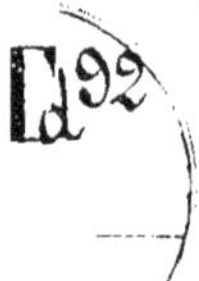

UNE

ÉPIDÉMIE D'OREILLONS

à Commentry en 1892.

Travaux du Docteur Paul FABRE, de Commentry

De l'Anémie et spécialement de l'Anémie chez les mineurs, in-8, de VIII-232 pages. Paris, H. Lauwereyns, 1878.

Des Conditions hygiéniques des houillères, brochure in-8. Paris, Lauwereyns, 1878.

De l'influence du travail souterrain sur la santé des mineurs. Extrait des comptes-rendus de la Société de l'Industrie minérale; brochure in-8. Paris, Lauwereyns, 1878.

De l'élévation de la température dans les houillères et des phénomènes qui s'y rattachent au point de vue hygiénique. Extrait des Annales d'Hygiène publique et de médecine légale, brochure in-8. Paris, J.-B. Baillière et fils, 1878.

De l'Anoxhémie des houilleurs, brochure in-8. Paris, V. A. Delahaye, 1879.

De l'action d'un milieu humide sur l'organisme humain étudié spécialement chez des ouvriers mineurs. Extrait de la Revue d'hygiène et de Police sanitaire, du 15 avril 1880. Paris, G Masson, éditeur.

De l'Etat sanitaire des mineurs de nos jours, suivi d'une note sur LA MALADIE DES MINEURS DU SAINT-GOTHARD. Extrait de la Gazette médicale de Paris, in-8. Paris, Asselin, 1881.

Du Rôle des entozoaires et en particulier des ankylostomes dans la pathologie des mineurs, in-8 de 48 pages. Paris, O. Doin, 1883. Bulletin de la Société de l'Industrie minérale.

Des Eaux dans les travaux de mine au point de vue de l'hygiène professionnelle, in-8 de 16 pages. Extrait de la Revue d'Hygiène. Paris, G. Masson, 1883.

Des Mineurs et l'Anémie, in-8 de 32 pages. Paris, Steinheil, éditeur, 1884.

La Pathologie des Houillères. Extrait du Bulletin de l'Académie de Médecine, in-8 de 16 pages. Steinheil, éditeur, 1890.

Des poussières charbonneuses dans l'industrie houillère et de leurs effets sur l'organisme. Communication faite au Congrès International d'hygiène de Madrid, le 15 avril 1898. Montluçon, 1898, imprimerie du Centre Médical.

De l'Enseignement de la gymnastique dans les Ecoles au point de vue hygiénique et médical, broch. in-8. Paris, Lauwereyns, 1873.

Le Congrès international d'hygiène de Turin, in 8. Paris, Delahayes et Lecrosnier, 1881.

La Gale dans les campagnes. Extrait de la Revue d'hygiène et de Police sanitaire, mai 1881.

Des Mélanodermies et en particulier d'une Mélanodermie parasitaire, in-8 de 104 pages. Paris, 1892, J.-B. Baillière et fils, éditeurs.

Du Rôle des parasites animaux dans la pigmentation cutanée, à propos d'une observation de mélanodermie phthiriasique. Paris, Delahaye, 1879.

Sur les mélanodermies phthiriasiques, in-8. Paris, G. Steinheil, 1902.

Quelques considérations cliniques à propos de deux cas de maladies d'Addison. Extrait de l'Union médicale, nos des 21, 26 et 28 décembre 1878, in-8. Paris, Lauwereyns, 1879.

Quelques considérations étiologiques sur le Zona, in-8 Paris, 1880, Delahaye et Lecrosnier.

Le Zona. Mémoire couronné par la Société de médecine d'Anvers. 1 vol. in-8 de 254 pages avec 4 planches de tracés thermométriques et un tableau synoptique des observations. Paris, O. Doin, 1882.

Un cas de Zona récidivant, in-8 de 12 pages Paris, O. Doin, 1884.

De l'Erythème polyphorme exsudatif ou Maladie d'Hébra, in-8 de 48 pages. Paris, O. Doin, 1883.

Du Mycosis fongoïde et spécialement des manifestations cutanées de la lymphadénie, in-8 de 48 pages. Paris, O. Doin, 1884.

Eruption eczémateuse provoquée par l'application d'une pommade iodoformée chez un syphilitique. (Extr. de la Gazette Médicale de Paris, 1884).

Coup d'œil sur la Dermatologie en France et à l'Etranger, in-8 de 16 pages. Paris, G. Steinheil, 1887.

Relation d'un cas de Gangrène symétrique des extrémités, in-8 de 12 pages. Paris, O. Doin, 1884.

Trois cas de Pustule maligne opérée par le thermo-cautère, brochure in-8. Paris, Delahaye et Lecrosnier, 1880.

Coexistence de la Scarlatine et de la Vaccine chez un même sujet. Paris, Delahaye et Lecrosnier, 1881.

Note sur l'Extraction d'un calcul développé dans la cavité buccale vers la base de la langue, broch. in-8. Paris, Lauwereyns, 1878.

Persistance de l'hymen n'ayant pas empêché la conception, brochure in-8. Paris, 1883, Delahaye et Lecrosnier.

Hémorrhagie artérielle produite par une piqûre de sangsue. Paris, O Doin, 1883.

De la Splénalgie dans les Fièvres intermittentes, in-8 de 32 pages. Paris, O. Doin, 1885.

D'une forme spéciale d'obstruction intestinale par accumulation de noyaux de cerises dans le rectum. Extrait de la Gazette médicale de Paris, in-8 de 16 pages, 1886.

De l'Engorgement isolé ou primitif des glandes sous-maxillaires dans une épidémie d'oreillons. Extrait du Compte-Rendu de la Société des sciences médicales de Gannat, 1875-1876, brochure in-8. Paris, Lauwereyns, 1876.

Notes sur trois épidémies d'Oreillons. Extrait de la Gazette médicale de Paris, in-8 de 24 pages, 1887.

Les Oreillons, à propos de la dernière épidémie de Commentry, 1899-1900. Brochure in-8 de 20 pages. Paris, G. Steinheil, 1901.

Du Délire dans la Gangrène sénile Brochure in-8 de 12 pages. Paris, G. Steinheil, 1901.

Contribution à l'étude des tumeurs gazeuses de la région antérieure du cou (Extrait de la Gazette médicale de Paris, 1886).

Le Dr J.-P. Trapenard, de Gannat, notes biographiques, in-8, 1893.

Un médecin italien à la fin du 17e siècle : Georges Baglivi Rectifications biographiques, in-8. Paris, Steinheil, 1896.

Dictionnaires et Lexiques médicaux, in-8. Paris, G. Steinheil, 1891.

Le Dr Barbrau, de Commentry, in-8. 1887.

Charles Nodier, naturaliste et médecin, sa théorie du choléra, sa dernière maladie, in-8, 1897.

Coup d'œil sur la Géographie médicale son passé, son présent et son avenir, in-8 de 24 pages, 1898. Paris, G. Steinheil, éditeur.

Un Emule d'André Vésale. Essai biographique sur l'anatomiste Jean-Baptistn Canano, 1515-1578, in-8, 1898.

Le Rôle humanitaire de la femme, conférence, in-8, 1900.

Eloge d'Antoine Jardet, prononcé devant la Société des sciences médicales de Gannat, dans la séance du 2 juin 1879, brochure in-8. Paris, V.A Delahaye, 1879.

Un Médecin naturaliste en Province, Léon Dufour. Extr. de la Gazette médic. de Paris, in-8 de 36 pages. Paris, 1888, imp. Ed. Rousset.

Notice historique sur la Société des sciences médicales de Gannat, in-8 de 48 pages, Paris, Delahaye et Lecrosnier, 1885.

Recherches sur l'origine, les variations et les vicissitudes de l'Emplâtre et du Baume Opodeldoch. Paris, G. Steinheil, in-8 de 32 pages, 1901.

UNE

ÉPIDÉMIE D'OREILLONS

à COMMENTRY (1892)

PAR LE

Docteur Paul FABRE (de Commentry)

Membre correspondant de l'Académie de Médecine
Médecin en chef de l'Hôpital de Commentry
Membre honoraire étranger de l'Académie Royale de Médecine de Belgique
Président de l'Association des Médecins de l'Allier
etc., etc.

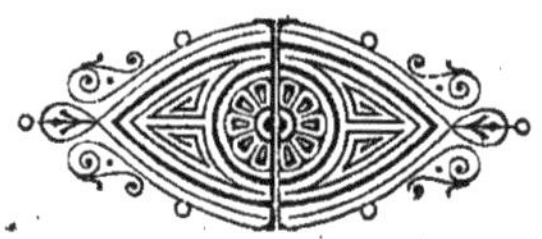

PARIS
G. STEINHEIL, EDITEUR
2, *rue Casimir-Delavigne*, 2

1903

UNE ÉPIDÉMIE D'OREILLONS à Commentry (1892)

Depuis 1875, je me suis occupé de chacune des épidémies d'oreillons auxquelles j'ai assisté à Commentry ou dans ses environs, en notant les principales particularités qu'elles ont présentées.

En 1887, j'ai récapitulé devant la Société de Gannat ce que j'avais remarqué durant les épidémies de 1875, 1881, 1887.

Il y a deux ans encore, je m'occupais de la dernière épidémie, celle de 1899-1900. Mais entre 1887 et 1899, il y a eu une autre épidémie n'ayant guère duré que deux mois et demi, de février à la fin d'avril 1892, sur laquelle j'ai retrouvé, dans mes notes, des renseignements; il m'a semblé utile de les relever (1).

Outre que je comble ainsi une lacune dans ma série d'études sur les épidémies ourliennes, peut-être aussi constaterai-je quelques particularités intéressantes sur cette petite épidémie. Elle a été la plus courte de celles que j'ai observées jusqu'ici, car elle n'a guère duré plus de deux mois. Tandis que celle de 1875 avait duré près de 10 mois environ, de juin 1875 à la fin de mars 1876, celle de 1881 durait 3 mois, de février à la fin d'avril, celle de 1887 a duré 9 mois, de décembre 1886 jusqu'au mois d'août suivant, enfin la dernière, celle de 1899 1900, a duré près de 6 mois, d'octobre à la fin de mars. Il n'y a qu'un mois dans l'année, le mois de mai, pendant lequel je n'ai observé aucun cas d'oreillons Deux épidémies ont régné en plein été, une en plein hiver et deux à la fin de l'hiver et au commencement du printemps.

(1) Communication faite à la Société des Sciences médicales de Gannat, dans la séance du 5 décembre 1902.

Statistique du sexe et de l'âge des sujets atteints

En 1892, je n'ai observé que 33 cas d'oreillons, qui, au point de vue du sexe, se répartissent ainsi : 17 appartiennent à des sujets du sexe féminin et 16 à des sujets du sexe masculin. Au point de vue de l'âge, j'en ai rencontré 3 cas chez des sujets au-dessous de 2 ans (19 mois, 23 mois et 23 mois 1/2) ; de 2 à 5 ans, il s'en est présenté également trois cas; de 5 à 10 ans, j'ai noté 11 cas ; de 10 à 20 ans, 7 cas; de 20 à 30 ans, j'observe 4 cas, et au-dessus de 30 ans, j'en compte jusqu'à 5 (dont une femme de 56 ans).

Récidives

On sait que les récidives ne sont pas rares pour les oreillons ; c'est une opinion généralement acceptée, bien que les faits de récidive ne soient pas faciles à vérifier, à moins qu'ils ne soient observés par un même praticien. En 1887, j'avais signalé un cas de récidive; il s'agissait d'une femme de 25 ans, chez laquelle j'avais observé moi-même et soigné les oreillons, 12 ans avant. En 1892, j'en ai vu un nouvel exemple chez une femme de 30 ans, qui avait eu déjà une première fois les oreillons en 1876, à l'âge de 14 ans.

Durée de l'épidémie

Comme je l'ai déjà dit, des cinq épidémies que j'ai observées à Commentry, pendant ces 30 dernières années, celle de 1892 avait été la plus courte ; en effet, elle n'a pas duré 2 mois 1/2. Le premier cas s'est présenté à moi le 11 février, et le dernier que j'ai noté s'est présenté le 15 avril, ce qui fait un intervalle de 64 jours (l'année étant bissextile). Au mois de février je compte 6 cas ; j'en ai 20 au mois de mars, et 7 au mois d'avril.

Distribution topographique

Après la commune de Commentry, qui m'a donné 23 cas, vient la commune de Durdat-Larequille avec 8 sujets atteints. Néris ne m'en a offert que deux et Malicorne un seul.

Dans une même famille, j'ai vu deux fillettes frappées presque en même temps, l'une de 5 ans, l'autre de 23 mois ; tandis que leur sœur aînée, âgée de 10 ans n'a pas été atteinte, et elle ne l'avait pas été à la précédente épidémie.

Dans une autre famille, j'en ai observé 5 cas. Le 1er chez un petit garçon de 5 ans 1/2, et le 2e le lendemain chez sa sœur âgée de près de 2 ans. 19 jours après le petit garçon, ce fut le tour de la grande sœur, âgée de 12 ans, puis, deux jours après, c'était le grand frère de 10 ans 1/2 qui était frappé, et enfin le lendemain leur mère, âgée de 35 ans, souffrait à son tour (oreillons localisés au côté droit, mais qui s'accompagnèrent de névralgie trifaciale atroce durant 3 à 4 jours).

On voit ici que les 2 premiers enfants atteints avaient dû être contagionnés en même temps. C'est d'eux que leur sœur aînée a dû recevoir le germe de la maladie ainsi que le frère et leur mère à tous. Mais tandis que la durée de l'incubation fut de 19 jours pour la première, elle fut de 21 jours chez le second, et de 22 jours chez la 3e. — Les cinq membres de cette famille étaient atteints de la coqueluche depuis 3 à 5 semaines.

Mode d'invasion et localisation de la maladie

En laissant de côté tous les cas dans lesquels le mode d'invasion a été douteux, je constate que les oreillons se sont montrés doubles d'emblée dans 7 cas; dans 4, ils ont nettement débuté du côté gauche; et dans 1 autre, du côté droit, pour gagner le lendemain ou le surlendemain l'autre côté.

Une prédominance marquée de l'engorgement d'un côté, n'a été notée qu'une fois et du côté gauche. Les oreillons sont restés localisés à droite chez 3 malades et à gauche deux fois (chez une femme de 56 ans et chez un petit garçon de 7 ans 1/2).

Oreillons sous-maxiliaires

Quant aux oreillons sous-maxillaires, je n'en ai observé que trois cas durant cette épidémie.

Dans un seul, j'ai eu affaire à des oreillons exclusivement sous-maxillaires. L'engorgement est resté localisé à la région sus-hyoïdienne ; c'est chez une jeune femme de 30 ans 1/2. Apparue brusquement le 21 mars, en pleine épidémie, la tuméfaction s'accompagna d'un mouvement fébrile assez intense (108 pulsations et 38° 8 de température axillaire, vers 6 heures du soir) pour inquiéter la malade et l'entourage, en faisant craindre la formation d'un abcès. Il suffit de deux jours pour que tout rentrât dans l'ordre. On s'était contenté de conseiller des fomentations chaudes et anodynes sur la région endolorie. — Douze ans avant, cette malade avait eu une attaque des plus franches d'oreillons, dans leur forme normale et classique.

Dans deux autres cas, l'engorgement se trouva généralisé à la région parotidienne et à la région sous-maxillaire.

1° Chez une petite fille de 7 ans, habitant un hameau distant de 6 kilomètres, et qui avait de la fièvre depuis le 9 mars, avec exacerbation tous les soirs, vers 4 heures. Je fus appelé le 25 pour soigner une angine, car depuis l'avant-veille, l'enfant avalait avec difficulté. Et en effet, toute la cavité buccale et surtout l'arrière-gorge étaient d'un rouge foncé. Mais ce qui frappa surtout mes yeux ce fut la tuméfaction de la face dans toute la région parotidienne et sous-maxillaire. Cette tuméfaction s'était, me dit la mère, produite depuis le matin et très vite. Je rassurai difficilement la famille anxieuse. Mais dès le lendemain tout commençait à rentrer dans l'ordre. Et trois jours après la fillette était sur pied.

2° Chez un petit garçon de 3 ans et 1/2, je constatai, le 10 mars, une atteinte sérieuse d'oreillons à la fois parotidiens et sous-maxillaires, qu'on me dit avoir débuté la veille par un gonflement de la joue gauche. Cet enfant avait de la fièvre, 38° 6 à 3 heures de l'après-midi. D'une constitution assez faible, il s'est remis difficilement ; 15 jours après il n'avait pas encore repris ses forces, ne mangeait pas, se tenait mal sur ses jambes, et se plaignait en marchant. A l'aide de toniques et de reconstituants, il a fini toutefois par recouvrer la santé.

Métastase testiculaire

Chose curieuse ! les deux cas d'orchite ourlienne que j'ai eu à soigner durant cette épidémie, se sont présentés à mon observation presque le même jour, et justement chez les deux premiers sujets qui furent atteints par les oreillons.

1° L. V., âgé de 27 ans, était pris de fièvre le 11 février, et quand j'arrivai auprès de lui, à 5 heures, je constatais un engorgement vers les parotides des deux côtés, qui me firent penser aux oreillons ; mais j'hésitais, n'en ayant pas encore observé de cas dans ma clientèle. Trois jours après j'étais rappelé auprès de L. V. dont la tête était désenflée mais dont la fièvre avait redoublé, et qui se plaignait surtout de douleurs atroces vers le haut de la cuisse gauche. Je trouvai, de ce côté, le testicule très enflé et très douloureux. Une couche d'onguent belladoné, de la ouate autour des bourses, un repos absolu, une compression légère, une potion calmante, telle fut ma prescription. L'orchite métastatique avait disparu 6 jours après.

2° Un piqueur de la mine de Commentry âgé de 41 ans, R. S., vient me trouver le matin du 12 février, avec une figure tuméfiée et endolorie et se plaignant d'avoir la fièvre depuis la veille. Me rappelant le fait précédent de L.V.

que j'ai vu le jour précédent, je songe de suite aux oreillons, et rassure mon malade. Mais le 15, c'est-à-dire un jour plus tard que L. V., une orchite se déclarait du côté droit. Elle le fit souffrir beaucoup pendant deux jours, puis disparut peu à peu. Toutefois, le 31 mars, c'est-à-dire 6 semaines après l'atteinte d'orchite, R. S. entrait dans mon cabinet de consultation se plaignant de bourdonnements d'oreilles insupportables, surtout du côté gauche. Il éprouve des maux de tête terribles, me dit-il, depuis qu'il a eu les oreillons. Il a souvent des vertiges. Est-ce du vertige de Ménière *ab aure læsâ*, peut-être bien ? Mais ne serait-ce pas de l'otite ourlienne ? J'examine. Et par une double injection d'eau tiède je fais sortir de chaque oreille un gros bouchon cérumino-charbonneux, ce qui fit disparaître les bourdonnements et les vertiges.

Complications diverses

Que si je passe maintenant aux autres complications pouvant se rencontrer chez les sujets atteints d'affection ourlienne, je constate avoir rencontré trois fois de la *névralgie de la face*, localisée dans un cas au côté où l'engorgement ourlien résidait seul, dans un deuxième au côté où l'engorgement était prédominant ; dans le 3e cas, la névralgie était plus profonde et mal localisée.

Dans deux cas, j'ai observé des *épistaxis* ; une fois, assez légères, chez un enfant de 6 ans, une autre fois abondantes chez une fillette de 10 ans qui avait eu les oreillons, avec fièvre, trois semaines avant (fin février). Une fièvre modérée mais réelle avait persisté depuis les oreillons, avec exacerbations vespérales et accompagnée de torticolis du côté gauche. La fièvre et le torticolis augmentèrent notablement le 20 mars. Les épistaxis survinrent le 22 et le 24, mais la fièvre était tombée dès le 23 ; et la jeune malade se rétablit assez rapidement.

De l'*angine*, il s'en est présenté chez quatre de mes malades :

1o Chez une jeune fille de 11 ans, dont les oreillons avaient débuté l'avant-veille du côté gauche, et qui le jour où ils gagnaient le côté droit se plaignit de la gorge où je trouvai de la rougeur avec douleur, symptômes qui étaient disparus dès le lendemain.

2o Chez un petit garçon de 9 ans 1/2, — qui en même temps que les régions parotidiennes s'engorgeaient, se plaignit de céphalalgie et d'angine. Il avait une fièvre assez forte (39°,1), le 18 mars vers 5 heures Les trois jours suivants il eut des nausées et même des vomissements ; le 21 mars survinrent des selles sanguinolentes. Enfin le 23 et surtout le 24, apparut une éruption que, *j'appellerai vaccinoïdale* ou *varicelloïde*, sur tout le corps, mais principalement autour des genoux et des coudes.

3o Chez une fillette de 7 ans, qui eut durant 6 jours un accès de fièvre tous les soirs vers 6 heures et avait les glandes sous-maxillaires engorgées en même temps que les parotides.

4o Enfin, chez une jeune fille de 11 ans, qui commença par avoir de l'angine avec forte fièvre (39°4) et ne présenta l'engorgement péri-parotidien que le lendemain au soir.

J'ai constaté un simple *état saburral* dans deux cas, des *vomissements* dans un seul; de la *diarrhée* chez aucune personne, sauf chez l'enfant de 9 ans qui eut des selles sanguinolentes après son angine.

La céphalalgie a été plus fréquente : 4 cas.

La fièvre n'a été sérieuse que dans les 4 ou 5 cas où je l'ai signalée plus haut.

Parmi les complications plus exceptionnelles, je rappellerai : 1o le fait de *torticolis* qui a compliqué la fièvre et les épistaxis chez une fillette de 10 ans; et le cas d'*éruption vaccinoïdienne* ou *varicelloïdienne*, après angine et selles dysentériformes, qui me paraît tellement extraordinaire que je me contente de le mentionner sans prétendre établir une relation de cause à effet entre l'infection ourlienne et l'exanthème qui s'est développé un peu partout, mais surtout autour des articulations du coude et du genou.

Chez un jeune homme, un terrassier de 19 ans, j'ai observé avec une fièvre extrême (T A = 39o, 8, le 19 mars, à 6 heures du soir), une vraie bouffissure de toute la face. Les oreillons avaient débuté la veille du côté gauche et n'avaient gagné le côté droit que dans la journée. La déglutition était gênée mais peu douloureuse. — Il n'y avait pas d'albuminurie.

Le lendemain, 3e jour, la fièvre tombait à 38o, 2, et le 28, 9o jour de l'invasion de la maladie, mon malade reprenait son travail.

Chez un chauffeur âgé de 26 ans, et qui avait eu les oreillons localisés à la région parotidienne du côté droit le 4 avril, j'ai trouvé, 9 jours après, le canal de Sténon du même côté vraiment énorme, tant il était engorgé. D'une dureté cartilagineuse, on sentait sous la muqueuse boursouflée, indurée, œdématiée et mamelonnée, un cylindre du volume d'une grosse plume d'oie. Il n'y avait cependant pas de sécheresse de la bouche du côté correspondant. Des gargarismes émollients, des fomentations chaudes sur la joue, des exercices masticatoires par l'emploi répété de quelques fragments de bois de réglisse promenés dans la bouche et de pastilles au chlorate de potasse suffirent à dégager le conduit.

Au cours de l'épidémie ourlienne que je viens de décrire, je n'eus l'occasion d'observer, en dehors des deux cas d'orchite cités plus haut, aucun cas de métastase, ni ovarienne, ni mammaire, pas d'otite, ni de blépharite, ni d'adénite.

En revanche j'ai pu observer un engorgement énorme du cou chez une jeune femme de 23 ans, qui, deux jours auparavant, avait eu une atteinte d'oreillons. Le 13 février, elle a les régions parotidiennes enflées et légèrement douloureuses et n'y prend pas garde. Mais le 15, la fièvre devient intense ; à 4 heures je suis appelé, il y a un gonflement énorme de toute la région sus-claviculaire droite, avec dureté, mais sans la moindre fluctuation. La température axillaire est de 39°,3. L'anxiété est extrême car la tuméfaction a progressé très rapidement. Il n'y a pas d'élancements. Je rassure Mme D... en lui conseillant l'application de *baume tranquille laudanisé* et l'enveloppement avec de la ouate. Une potion calmante avec éther et eau de laurier cerise est destinée à calmer l'agitation de la malade. Le lendemain, il y avait du mieux. Mais le 17 l'engorgement se déplaçait et gagnait toute la région sus claviculaire gauche pour envahir même, le 18, la région sous-claviculaire gauche, tandis que du côté droit le tissu cutané reprend son normal et sa souplesse habituelle.

Le 20 février tout était à peu près rentré dans l'ordre.

Les notes dont je viens d'essayer de tirer quelques conclusions, je les avais retrouvées il y a plus de deux ans, alors que je mettais en ordre les observations que j'ai présentées il y a déjà 2 ans, sur la dernière épidémie d'oreillons de 1899-1900.

J'ai longtemps hésité à les communiquer, car elles ne disent pas grand chose de nouveau par elles-mêmes ; mais à la réflexion, il me semble que l'on peut admettre que les observations relatives aux épidémies ne sauraient, de même que les questions météorologiques, acquérir quelque valeur que par leur continuité. C'est pourquoi, ayant tant fait que de retracer l'histoire de 4 épidémies, j'ai cru qu'on pourrait me reprocher de passer sous silence une épidémie intercalaire, qui assurément a été plus bénigne que les autres. Mais, de par cette seule bénignité, est-ce une raison suffisante pour la laisser absolument de côté ?

Que de points restent encore obscurs dans l'histoire des épidémies, dans leur marche, dans leur allure, dans leur réapparition, qui ne pourront être élucidés que le jour où les documents abonderont, patiemment accumulés, et à condition qu'il n'y ait pas de lacunes ! Qui tirera parti de ces documents ? Peut-être personne, cela est fort à craindre. Mais cependant qui sait si un beau jour un homme de gouvernement, un vrai, un homme de progrès, un grand homme ne se rencontrera pas qui, voyant combien sont considérables les documents qui tous les jours s'entassent plus abondants à mesure que le temps marche et que s'accroissent, s'étendent et se multiplient les recherches, se dira qu'il faudrait bien tirer parti de tous ces trésors scientifiques qui risquent de s'enfouir et de tomber dans l'oubli ?

Et pourquoi ne songerait-il pas à mettre à exécution sur de nouveaux frais ce beau rêve dont François Bacon a fait le sujet de son opuscule trop oublié, trop peu connu et par suite trop peu lu, qui s'appelle : *La Nouvelle Atlantide?* Le chancelier de Jacques Ier, qui avait été l'enfant gâté de la reine Elisabeth, nous y montre, dans une île idéale, des travailleurs occupés à concentrer toutes les recherches et à en tirer parti pour l'avancement et l'accroissement des sciences et du bien-être général de l'humanité.

Pourquoi ne pourrait-on pas émettre le vœu que l'avenir arrivât un jour à grouper, dans une sorte de couvent laïque, de jeunes et vigoureuses intelligences mises à l'abri de tout besoin par un gouvernement large et généreux, qui seraient chargées de dépouiller, divisées en nombreuses sections, tous les travaux imprimés? Les uns feraient l'analyse, d'autres le résumé, d'autres une synthèse de chaque travail, et les chefs de groupe tâcheraient de tirer des richesses de tous ces travaux, sans qu'aucun courût le risque d'être oublié ou négligé, les résultats qu'on peut en attendre. Décidément cela est un rêve. O Bacon, tu n'avais pas prévu, tu ne pouvais pas prévoir que ceux-là seuls qui, dans l'avenir, pourraient aspirer à être nourris par la patrie, ne seraient pas des savants, des hommes désintéressés, des travailleurs.

Oh ! non !

Montluçon. — Imprimerie du *Centre Médical.*

www.ingramcontent.com/pod-product-compliance
Ingram Content Group UK Ltd.
Pitfield, Milton Keynes, MK11 3LW, UK
UKHW022157260726
13993UKWH00005B/2430

9 782019 971618